Essentiële oliën voor Beginners:

De gids aan de slag met essentiële oliën

By Dr. Mike Drew

I0408409

Inhoud

Beschrijving van het boek

Als het gaat om medicinale voordelen, zijn essentiële oliën zeer geschikt voor een aantal dingen. Essentiële oliën wonderen vermindering van de hoest, verbeteren concentratie, behandeling van kneuzingen, verbetering van de spijsvertering, terugdringen van voedsel het hunkeren naar, verlichten van symptomen van de kater, enz. Praten over huid en schoonheid gebruik, essentiële oliën werken als een natuurlijke parfumeur & tanden whitener en verminderen rimpels, behandeling van roos, verminderen van striae, en nog veel meer. Naast hetzelfde zijn essentiële oliën ideaal voor de verlichting van spanning, voetbad, verbetering van de slaap, kalmerende boos kind en detox bad. Als het gaat om schoonmaak en binnenlandse doeleinden, zijn essentiële oliën prachtig als all-purpose cleaner, natuurlijke insectenafweermiddel, Bad scrub, badkamer luchtverfrisser, zelfgemaakte zonnebrandcrème, enz.

Hier is een preview van wat je in dit boek leert:

Wat zijn essentiële oliën goed voor?

Gemeenschappelijke kwalen en etherische oliebehandeling

Gebruik van essentiële oliën voor Weight Loss

Essentiële oliën voor aromatherapie

Etherische olie recepten

Essentiële oliën voor huisdieren

Essentiële oliën zijn eigenlijk zeer minuscule in hun moleculaire grootte. Om deze reden zijn ze zeer gemakkelijk geabsorbeerd door de oppervlakte van de huid. Daarom zijn zij enkele van de meest uitstekende ingrediënten in een breed scala van producten voor persoonlijke verzorging die kunnen voeden, verzachten en genezen. Een goed ding over hen is dat ze niet krijgen opgebouwd in het menselijk lichaam na verloop van tijd.

Dit boek heeft alle antwoorden op alle vragen die u zou kunnen op essentiële oliën hebben. Pak een en ik weet dat je zult het niet betreuren.

Introductie
Uitstekend voor gezondheid en medische doeleinden, essentiële oliën zijn zeer geconcentreerd plant onderdelen. Over het algemeen gedestilleerd uit de bloemen, bladeren, schors, wortels, stengels en andere elementen van een plant, zijn essentiële oliën niet 'oliën' als ze geen vetzuren bevatten. Bekend te bieden een helende werking mentaal, zijn emotioneel en fysiek, essentiële oliën enorm eiste voor persoonlijke schoonheidsverzorging, aromatherapie, natuurlijke geneeskunde behandelingen, samen met huishoudelijke reinigingsproducten. Essentiële oliën zijn zo goed in het verleden gebruikt. Wist u dat de Egyptenaren en Joden gebruikt te maken van essentiële oliën door planten onderdompelen in de olie en filter de olie in de linnen tas? Nou, het consistente gebruik van etherische olie laat duidelijk zien dat ze van grote winst zijn.

Als het gaat om medicinale voordelen, zijn essentiële oliën zeer geschikt voor een aantal dingen. Essentiële oliën wonderen vermindering van de hoest, verbeteren concentratie, behandeling van kneuzingen, verbetering van de spijsvertering, terugdringen van voedsel het hunkeren naar, verlichten van symptomen van de kater, enz. Praten over huid en schoonheid gebruik, essentiële oliën werken als een natuurlijke parfumeur

& tanden whitener en verminderen rimpels, behandeling van roos, verminderen van striae, en nog veel meer. Naast hetzelfde zijn essentiële oliën ideaal voor de verlichting van spanning, voetbad, verbetering van de slaap, kalmerende boos kind en detox bad. Als het gaat om schoonmaak en binnenlandse doeleinden, zijn essentiële oliën prachtig als all-purpose cleaner, natuurlijke insectenafweermiddel, Bad scrub, badkamer luchtverfrisser, zelfgemaakte zonnebrandcrème, enz.

Naast hun eindeloze voordelen is er één belangrijke ding om te leren. Hoe kunt u essentiële oliën op je lichaam? Als dat niet het geval is, hier is het antwoord. Als u gebruik wilt maken essentiële oliën op uw lichaam, zijn er drie manieren om dit te doen. Essentiële oliën kunnen worden toegepast op de huid, ingeslikt of ingeademd. In het algemeen, mensen etherische oliën (op lichaamsoppervlak) met behulp van Baden, sprays, kompressen en massage van toepassing. Als u wilt om te ademen van essentiële oliën, kunnen sprays, diffusers, stoom en droge verdamping methoden worden gebruikt. Wat betreft inname is, kan de essentiële oliën intern op meerdere manieren worden toegepast. Echter, het moet worden uitgevoerd onder toezicht van een gelicentieerde zorgverzekeraar.

Bedankt voor het downloaden van dit boek. Het is mijn vaste overtuiging dat deze u van alle antwoorden op de vragen van uw essentiële oliën voorzien zal

Hoofdstuk 1 – Inleiding tot essentiële oliën

Wat Is een etherische olie?

Essentiële oliën zijn heel fundamenteel, de essentie van de geur van ruwe plantaardige materiaal. De oliën houden de kenmerkende geur van de plant, ze worden opgehaald uit en meestal zijn vernoemd naar hun ouder plant: Oil of Oregano of Tea Tree olie bijvoorbeeld. Een zuivere etherische olie, de beste essentiële oliën, krijgen geen additieven. Het aandeel van de Leeuw van essentiële oliën zijn duidelijk in kleur en zijn niet echt olieachtig aanvoelt at all.

Wat doet een etherische oliën?

Een van de meest populaire toepassingen voor essentiële oliën is in aromatherapie. Aromatherapie is de praktijk van het gebruik van geur, met inbegrip van essentiële oliën, te veranderen en verbeteren van psychologische en fysieke welzijn. Een paar voorbeelden: lavendel etherische olie zou hebben een ontspannende werking, dus het is een populaire keuze voor gebruik in een diffuser voor bewierookte een kamer. De geur van citroenen en pepermunt zouden beide verheffende gevolgen hebben en worden vaak gebruikt om te helpen bij de bestrijding van vermoeidheid, uitputting en burn-out en in het algemeen verbeteren van iemands stemming.

Sommige essentiële oliën worden ook gebruikt in de huid zorg regimes voor de behandeling van acne (tea tree olie), zelfs uit de huidtoon (lavendel) en zelfs om vrouwen te helpen ontdoen van striae (Neroli). Tea Tree olie is een natuurlijke antibacteriële ontsmettingsmiddel en kan worden gebruikt voor de behandeling van huidinfecties, wratten, slechte adem en roos. Geranium olie is een van de geweldige anti-aging tips omdat er wordt gezegd dat op verzoek, het verkeer laten verouderen huid met een gezonde gloed verhoogt! Anderen, worden zoals de eucalyptus gebruikt om te helpen bij de bestrijding van de congestie en ademhalingsproblemen.

Een korte geschiedenis

Voor duizenden jaren vele culturen hebben ontdekt en voordelen van oliën.

Egypte

De mensen van Egypte zijn goed-gekend voor hun prestaties bij het bevorderen van de cultuur en technologie. Van de verbazingwekkende architectuur van de piramides aan de technologie van de mummificatie, hebben de mensen van Egypte uit geweldige doorbraken gemaakt. Egyptenaren waren de eersten die het gebruik van aromatherapie en oliën in hun geneeskunde en hun godsdienst - met name de balseming processen. Die teruggaat tot 3500 v.Chr., de mensen van Egypte gebruikt verscheidene verschillende extractiemethoden, met inbegrip van enfleurage (een proces waarbij plantaardig materiaal is verspreid over groente

olie of een dierlijk vet tussen platen) en distillatie (een proces waarbij de planten worden gekookt en de stoo m verwijdert de essentie van de fabriek).

Arabia

Toen het Romeinse rijk uiteenviel en de wereld werd g eworpen in de donkere eeuwen, de culturen van het M idden-Oosten steeg aan de macht. Perzisch-artsen worden over het algemeen gecrediteerd met de verbetering van het pro ces van het distilleren van oliën om de maximale voor delen en opbrengsten van planten.

Op hetzelfde moment bleef monniken - die waren in veel gevallen het equivalent van artsen voor hun gemeenschappen - gebruiken van kruiden en oliën. Helaas, sommige van hen werden ook gezien als mensen die de natuurelementen die
ze gebruikt aanbeden in genezing. Ze waren geprobeerd en zelfs gedood voor het beoefenen van hekseri.

De Bijbel zelf maakt meer dan 180 verwijzingen naar het gebruik van olie te zalven.Enkele referenties van je verwachten: olibanum wordt genoemd in acht boeken enmirre wordt vermeld in de negen boeken - in zowel het Oude Testament en nieuweTestament. Maar andere oliën worden ook genoemd: kaneel wordt genoemd in drieboeken, jatamansi in drie, en zelfs koriander doormidden. Interessant, betekent hetGriekse woord voor "Christus" "gezalfde."

Moderne tijden In het westen

In 1937 dacht de Franse parfumeur en scheikundige Rene Maurice Gattefosse dat gezondheidszorg moet gebaseerd zijn op natuurlijke elementen. Gattefosse wordt gecrediteerd met de ontwikkeling van de term "Aromatherapie" in de vroege jaren 1900.

Gattefosse verbrand zijn hand in zijn laboratorium. Op zoek naar een vloeistof te zetten op zijn hand om
te kalmeren het branden, stak hij zijn hand in de dichtstbijzijnde vloeistof dat in zijn lab-
lavendel etherische olie was. De olie zowel gemaakt zijn hand beter te voelen en laat zijn huid te genezen. Verbazingwekkend, er was geen littekens van zijn hand. Door
middel van verder onderzoek ontdekt Gattefosse dat z

elfskleine hoeveelheden olie een enorme positieve invl oed op het lichaam gemaakt.

Tijdens het midden van de twintigste eeuw Dr. Valet g ebouwd op het werk van Gattefosse en met succes gebruikt essentiële oliën voor de behandeling v an gewonde soldaten.

Essentiële oliën vandaag

Moderne wetenschap blijft vandaag bewijzen van de voordelen van oliën. Bijvoorbeeld ziekenhuizen in heel Europa zijn het bestuderen van het immuunsysteem stimuleren van eigenschappen van wierook en Weber State University heeft gevonden in sommige studies dat oliën zoals Oregano zijn superieur aan penicilline in hun vermogen om te doden van micro-organismen.

Wat zijn etherische oliën goed voor?

Meeste soort essentiële oliën hebben verbazingwekkende antischimmel, antibacteriële en antivirale eigenschappen. Ze kunnen uitstekend componenten in de instellingen van uw zelfgemaakte schoonmaak. Enkele van de essentiële oliën die veel gebruikt worden in reinigingsmiddelen omvatten pepermunt, citroen, eucalyptus, grapefruit, lavendel, rozemarijn en tea tree.

EOS zijn eigenlijk zeer minuscule in hun moleculaire grootte. Om deze reden zijn ze zeer gemakkelijk geabsorbeerd door de oppervlakte van de huid. Daarom zijn zij enkele van de meest uitstekende ingrediënten in een breed scala van producten voor persoonlijke verzorging die kunnen voeden, verzachten en genezen. Een goed ding over hen is dat ze niet krijgen opgebouwd in het menselijk lichaam na verloop van tijd.

Een aantal onderzoeken is gebleken dat rozemarijn EO kunt uw hersenen prestaties aanzienlijk verbeteren. Vooral, kan rozemarijnolie ruiken helpen bij het verbeteren van het geheugen. Dit is wetenschappelijk geverifieerd en bewezen door het toedienen van prestatietests en herinneren aan een aantal personen onder proefomstandigheden. Dit krijgt u inzicht in de voordelen opgenomen in verschillende essentiële oliën op een wetenschappelijke manier. Ook hebben sommige andere tests aangetoond dat de groepen die had ingeademd lavendel of rozemarijn EO een diep gevoel van ontspanning ervaren over die deed om het even wat niet inademen.

U moet onderscheid kunnen maken tussen essentiële oliën en geurige oliën. Weten dat deze producten verkocht in de markt onder de titel van parfums helemaal niet essentiële oliën zijn. Hoewel de labels lezen kunnen dat ze worden opgehaald uit natuurlijke producten, ze zijn eigenlijk synthetische producten en niet natuurlijke. Aangezien EOs zijn geheel natuurlijk, kan geen enkel bedrijf ze patent. U zal nooit zitten kundig voor essentiële oliën in de ingrediënten van een apotheek medicijn zoeken. Om deze zelfde reden, niet de meeste huisartsen van de geneeskunde EOs aanbevelen als alternatieven voor de drugs op de markt gebracht. In feite, aangezien zij niet octrooieerbaar, zal fabrikanten van drugs nooit afval tijd en middelen te bestuderen over hen. Dit is een van de redenen waarom ons begrip van essentiële oliën is beperkt en het feit dat er geen sterke onderzoeks werkt gepubliceerde op essentiële oliën. Het Fonds van de informatie die wij over essentiële oliën vandaag zijn die zijn persoonlijk ervaren door duizenden gedurende een lange periode in de geschiedenis en doorgegeven aan de generaties.

Ter voorbereiding van essentiële oliën, zijn een groot aantal planten nodig. Bijvoorbeeld, is het verbazingwekkend om er rekening mee dat voor de productie van slechts 1 pond van de EO, gewenste ongeveer 4000 pond van Bulgaarse rozen. Aan de andere kant, om een pond van lavendel etherische olie zal u slechts 100-110 pond van lavendel plant. Het enorme aantal planten gebruikt voor het maken van etherische oliën zal u begrijpen waarom ze sterk geconcentreerde laten.

Hoofdstuk 2 – Essentiële oliën voor aromatherapie en Massage

Biologische etherische oliën en hun rol in Aromatherapie Massage

In vergelijking met de niet - biologische ones, de biologische etherische oliën worden beschouwd als veel superieur in termen van hun kwaliteit. Biologische oliën zijn uitgepakt of gedistilleerd uit de planten die zijn gevoed en geteeld zonder gebruik te maken van enige vorm van pesticiden. Zodat zelfs een zeer kleine hoeveelheid van hen een enorme hoeveelheid plantaardige zijn materialen vereist. Deze worden gebruikt voor 12 verschillende sterrenbeelden. Als deze oliën hebben hun impact op de respectieve personen met een bepaald sterrenbeeld, ze worden veel gebruikt in verschillende soorten balsems en parfums van deze dagen voor verbluffende resultaten.

Gemaakt van natuurlijke ingrediënten

Deze essentiële oliën zijn vrij van elke vorm van chemische stoffen, en ze zijn de producten van 100% natuurlijke ingrediënten. Als deze zijn bereid met de planten die niet zijn behandeld met bestrijdingsmiddelen, zijn de kansen van elke vorm van verontreiniging naast nul. Topkwaliteit extracten zijn beschikbaar in de toonaangevende winkels. Als u een van de toonaangevende aromatherapie centrum bezoeken, vindt u dat deze worden gebruikt voor de behandeling van de bezoekers. Wordt gemaakt van natuurlijke ingrediënten en vrij van elke vorm van chemische behandelingen, zou dit energieke u van binnen.

Straalt positiviteit

Hun aroma en voelen op uw huid zou een magische effect hebben op zowel uw geest als lichaam. Deze oliën zou inboezemen positiviteit in uw mentale, fysieke en emotionele gezondheid. Hun effect is zo sterk dat je zou voelen energiek uit binnen en ze helpen om het afvloeien van alle negativiteit, stress en frustratie uit u en voelt u zich rustig en ontspannen. Zoals deze speciaal voor therapieën gebruikt worden, het is voor gezorgd dat zij verstoken van elke vorm van bijwerkingen zijn.

Deze gericht zijn op het limbisch systeem van de menselijke hersenen. Deze aroma's van deze oliën beïnvloeden de hersenen op verschillende manieren. Deze aroma's zijn direct gerelateerd aan uw sterrenbeeld. Het moment dat u degene die overeenkomt met uw dierenriem, zou je het verschil voelen. Als deze doelen olie en een directe impact op uw hersenen hebben, hebben ze ook talrijke positieve effecten op de andere gebieden van uw fysiologische systeem.

Wat zijn de verschillende Types worden gebruikt?

Deze oliën zijn verkrijgbaar in allerlei verschillende soorten en variëteiten. Hier zijn enkele van hen:

Pot goudsbloem

Gember kruidnagel bud

Bergamot-oranje

Sandelhout olie

Grapefruit olie

Rozemarijnolie

Afgezien van deze zijn er honderden verschillende varianten van deze oliën die worden gebruikt door de therapeuten uit de aanzienlijke gevolgen voor de gebruiker te brengen. Deze oliën zijn uniek in termen van hun aroma, kleur en textuur. Deze zijn vrij duur; echter, gezien de ongelooflijke invloed die ze op de menselijke geest en lichaam hebben, ze verdienen zeker duur te zijn.

Al deze oliën zeer gunstig zijn, maar hun correct gebruik hen zelfs meer effectief maakt. Een ervaren en goed opgeleide aromatherapist is de enige persoon die hoe weet om het beste effect met de hulp van hen. Dus, neem contact voor een therapeut en geniet van de extraatjes.

Voordelen van aromatherapie en natuurlijke oliën

Aromatherapie is een alternatieve geneesmiddelen proces via welke essentiële oliën extracten worden gebruikt om te verlichten en het verjongen van het lichaam op verschillende manieren. Verschillende essentiële oliën hebben verschillende verlichten potentieel maar alles bij elkaar zij gericht op het stimuleren en verbeteren van de goede werking van de hersenen op de lange termijn. Deze oliën zijn gebruikt voor honderden jaren door de geschiedenis heen en over de hele wereld.

Aromatherapie oliën kunnen worden onderverdeeld in drie belangrijke types, met inbegrip van cosmetische, olfactorische en massage aromatherapie. De cosmetische etherische oliën of van aromatherapie oliën zijn die worden toegepast op de huid voor absorptie in het lichaam via de huid. Afhankelijk van het type gebruikt, kunnen ze je lichaam profiteren door toning, hidratatie, drogen of zelfs het reinigen van uw huid. Die worden gebruikt voor massages worden toegepast op het lichaam te ontspannen en verjongen het. Enkele van de beste voorbeelden van oliën die worden gebruikt voor dit doel zijn jojoba-, amandel- en druif zaad. De olfactorische

Aromatherapie oliën worden ingenomen via inademing. Betoogd wordt dat eenmaal snoof de geur is in staat om te ontgrendelen herinneringen en zelfs aanmoedigen lichaam herschikking in de meest natuurlijke manier.

Essentiële oliën kunnen heel voordelig bij het verbeteren van het welzijn van de hele lichaam en ontspanning. Enkele van de gemeenschappelijke voordelen van aromatherapie omvat; stress relief en ontspanning, verbetering van de bloedsomloop systems, het immuunsysteem en de ademhalingssystemen, verlichting van verschillende kleine ongemakken en verhoging van de stemming. Andere voordelen voor de gezondheid in verband met het gebruik van etherische oliën en omvatten genezing van wonden, hormoon verordening, vermindering van de congestie, verlichten van menstruele verwante pijnen en krampen, vermindering van ontsteking en betere spijsvertering. De meerderheid van natuurlijke oliën en aromatherapie oliën werken via geur. Het lichaam (eenmaal blootgesteld aan geur) inhaleert het en de geur reist omhoog de bulbus zenuwen naar de hersenen, vooral op het deel dat onze leervermogen, geheugen en stemming regelt. Wanneer het gebied wordt gestimuleerd vrijkomen het van talrijke gevoel goed chemicaliën dus verbetering van het vermogen van het lichaam om te ontspannen terwijl de verhoging van de stimulerende sfeer.

De etherische oliën die worden gebruikt in de aromatherapie kunnen worden geëxtraheerd uit bepaalde delen van verschillende natuurlijke planten, met inbegrip van de bloemen, stengels, bladeren, wortels of schors. Hier kijken we diverse aromatherapie oliën de voordelen die zij bieden. Theeboomolie staat bekend als een anti-virus, anti-schimmel, anti-septisch en immuun-stimulerende middelen. Het helpt ook bij de genezing van de sinus, hoest en astma verlichten, behandeling van acne en roos. Het kan ook profiteren van mensen met een depressie, stress en mentale tekortkomingen. Gebruik van dit product als een aromatherapie olie kan helpen verbeteren lymfeklieren en bloedcirculatie.

Lavendel heeft capaciteiten huid celgroei stimuleren, uithoudingsvermogen verbeteren, verminderen van risico's in verband met de bloeddruk, verminderen stress of depressie, slapeloosheid verlichten en pijn te verlichten. Citroenolie kan helpen evenwicht maagzuur, keelpijn genezen, en verminderen van cellulitis. Natuurlijke olie van de eucalyptus plant kunnen helpen verlichten diureticum en ademhalings problemen. Pepermunt helpt bij het verminderen van hoofdpijn en verbetering van de spijsvertering terwijl het verminderen van opgeblazen gevoel en misselijkheid. Gember kan heel nuttig zijn in de verbetering van de viscositeit van het bloed, het verlichten van spierpijn toenemen eetlust en maag opgeblazen gevoel en misselijkheid verminderen. Kortom, alle natuurlijk voorkomende planten hebben sommige waarde als het gaat om aromatherapie. Vóór gebruik is het echter belangrijk dat u eerst welke producten u bepalen van het gebruik profiteren kunt.

Hoofdstuk 3 – Gemeenschappelijke kwalen en etherische oliebehandeling

Allergieën

Beste oliën: Kamille, Melissa, lavendel, Bergamot, pepermunt, Helichrysum, citroen, Eucalyptus en basilicum,

Hoe gebruik: combineren 60 druppels bergamot, 40 druppels Lavendel, 40 druppels jeneverbes en 20 druppels Pepermunt in een fles. Meng de mix 8 druppels met 4 tsp. zoete amandelolie en massage over het getroffen gebied.

Hoofdpijn

Beste oliën: Helichrysum olie, Eucalyptusolie (aanbevolen voor sinus hoofdpijn) en spearmint of Pepermunt olie van

Oliën te vermijden: Ylang-ylang. Dit veroorzaakt de hoofdpijn als in overmaat gebruikt.

Hoe gebruik: Meng 10 druppels van een van de essentiële oliën boven met 1 ounce van amandelolie in een fles. 2-4 druppels op het voorhoofd, de nek en de tempels van toepassing. Massage in.

Stress

EOs die verlichten stress omvatten Ylang Ylang (releasing frustratie en woede), rose (voor stress), vanille (voor kalmerend), Marjolein (voor rouw en verdriet), Bergamot (voor milde angst), wierook (voor ontspanning), Vetiver (kalmerende omlaag wanneer je boos bent), kamille (voor slaap en rustgevende), lavendel (slapeloosheid)

Hoe gebruik: Meng een van de essentiële oliën met een drager in de verhouding van 1:10 en toepassen op uw lichaam.

Voor slapeloosheid

Beste oliën: Clary salie, lavendel olie en Roomse Kamille olie

Oliën te vermijden: Grapefruit, Cypress, pepermunt, rozemarijn en citroen

Hoe gebruik: Breng een paar druppels op een katoenen bal in de buurt van het kussen of in een bad van de nacht.

Voor jeukende hoofdhuid en roos

Beste oliën: Eucalyptus, pepermunt, Patchouli, Ylang-Ylang, Tea Tree, Juniper, salie, lavendel en rozemarijn.

Hoe gebruik: de olie mengen in shampoo en een beetje op je hoofdhuid massage na het douchen.

Voor Acne

Beste oliën: Lavendel, Jojoba, Geranium, kokos en Tea Tree

Hoe gebruik: Selecteer een vervoerder olie en meng met 1 druppel Geranium EO, 5 druppels Tea Tree EO, 6 druppels Lavendel EO en 1 fl. ounce Jojoba in een fles en sluit het stevig vast. Toepassen op uw gezicht, terug of nek. Vermijd contact met neusgaten, lippen, binnen de oren en de ogen.

Voor seksuele drang

Beste oliën: Sandelhout, kardemom, Orange, Ylang-Ylang, Clary Sage, Patchouli, Bergamot, Rose en Neroli.

Hoe gebruik: Een massage van iemand of neem een sexy bad met behulp van een van de oliën.

Verkoudheid

Beste oliën: Kaneel schors olie, lavendel olie van, Kruidnagel olie en zoete sinaasappel olie

Hoe gebruik: Mix 5 druppels van elk olie In een fles. 10 druppels van het mengsel in een kom water zetten en plaats een kaars hieronder. Na een paar minuten zal de geur worden uitgestoten in de lucht en zal je het inademt.

Constipatie

Beste oliën: Pepermunt

Hoe te het gebruiken: Neem 1 tsp. van pepermunt tot 5 keer per dag

Hoofdstuk 4 – Essentiële oliën voor Weight Loss

Met behulp van essentiële oliën voor Weight Loss

Deze dagen, beschouwen mensen oversize mensen ongeschikt. In goede vorm is dan ook een status door velen bewonderd. Dit is omdat het helpt bij de opbouw van iemands vertrouwen. Echter, als u dat denkt om in vorm, je moet uitvoeren en bijna breken de loopbanden, dan bent u net te denken. Gewoon houden die zware machines weg en probeer voor essentiële oliën.

Het is een feit dat essentiële olie goed is voor het vergieten van kilo als het is gratis voor een bijwerking. Essentiële oliën in India zijn al in gebruik sinds vele jaren. Deze oliën worden gebruikt voor verschillende ceremonies, therapie en balsemen. De etherische oliën zijn niet daadwerkelijk olieachtige, maar zijn gebracht in de vorm van een gedestilleerd uit delen van planten die bestaan uit de bloemen, schors en bladeren. De producten die uit na de ingreep van distillatie voortkomen worden de chemische bestanddelen. Met het proces van aromatherapie, zijn deze oliën opgenomen in de huid van de persoon die het. Deze zijn ook opgenomen door de neusgaten. Deze oliën hebben eigenschappen die heel krachtig en heel klein, waardoor ze Voer de bloedsomloop en zelfs de cellen van het lichaam. Als deze de onderdelen van de natuur zijn, gaan de oliën met het natuurlijke vermogen van uw lichaam om te verbranden calorieën. In feite, wanneer u al voor essentiële oliën om zich te ontdoen van flab gekozen hebben, hoeft u niet te volgen van een goede voeding.

Gebruik van etherische oliën

De etherische oliën worden meestal toegepast op de onderkant van de voeten. Aangezien het grootste aantal poriën aanwezig in de onderkant van de voeten zijn, dus is de olie wordt geabsorbeerd in een snellere manier. Deze oliën zijn verspreid in de lucht met een diffuser, als goed. De etherische oliën in eerste instantie binnenkomen via de olfactorische systeem en met dat pad enige, later voer ze naar de bloedstroom.

Kaneel

Kaneel olie bestaat uit eigenschappen die helpen bij het regelen van de bloedsuikerspiegel. Het kan verminderen het risico van het vangen van de diabetes, omdat het helpt bij het reguleren van de bloedsuikerspiegel. Bovendien, kaneel wordt beschouwd als om de functie van de lever, die uiteindelijk helpt met het balanceren van serum lipide en gewicht verlies.

Citroen

Het is algemeen bekend als een natuurlijke detoxifier. Olie gewonnen uit citroen helpt bij het terugdringen van de eetlust. Citroen is altijd geweest vertrouwde voor spoelen gifstoffen uit het lichaam en het verliezen van gewicht.

Gember: Een zeer belangrijk ingrediënt tijdens het koken, gember is bekend voor het koelen van de maag en heeft de eigenschappen om verlies van het gewicht door de vetverbranding te ontsteken.

Pepermunt

Pepermuntolie komt door stoomdistillatie van Mentha x piperita, een munt van de hybride is ontstaan door kruising van Mentha aquatische en Mentha spicata. Deze plant is was nu geteeld over de hele wereld, oorspronkelijk dacht het alleen inheemse aan mediterrane gebieden. De gedistilleerd-olie is een duidelijke, heldere vloeistof met een vleugje geel en een zeer kenmerkende aroma.

Het is traditioneel gebruikt in het verliezen van gewicht, vooral als pepermunt thee.

Bergamot

Het stimuleert de hormoonhuishouding te produceren kalm en ontspannen gevoelens die op zijn beurt het bestrijden van emotionele stress die gekoppeld aan het overeten is. Deze daad van bergamot EO draagt bij tot de bevordering van gewichtsverlies, zoals het bestrijdt stress die tot overeten leidt.

Sandelhout

Het speelt een rol in gewichtsverlies, aangezien er een groot effect op de spijsvertering. Sandelhout verbetert de darm en maag functies en dit maakt het logische zegt dat het van invloed is op gewicht.

Tangerine

Het is laag in vet en calorieën (100 g = 53 calorieën en 100 g = 0,3 g van vet in de voeding). Dit toont zeker aan dat zij een belangrijke rol in gewichtsverlies spelen.

Rose Geranium

Geranium EO stimuleert lymfestelsel en helpt om zich te ontdoen van overtollige water uit het lichaam. Dit helpt op zijn beurt om gewicht te verminderen.

Hoofdstuk 5 – Essentiële oliën voor verbeterde welzijn

Vrede en geluk

Bergamot, Geranium, citroen, Neroli, oranje, Rose, wierook, sandelhout, Grapefruit, Ylang Ylang

Depressie

Clary salie, lavendel, Bergamot, Geranium, Roomse kamille, Ylang Ylang, Mandarijn, Grapefruit, Helichrysum, jasmijn, wierook, citroen, Neroli, oranje, Rose, sandelhout

Angst

Bergamot, jasmijn, Vetiver, cederhouten, Scharlei, Roomse kamille, pompelmoes, Orange, wierook, citroen, Neroli, sandelhout,

Stress

Ylang Ylang, Mandarijn, sandelhout, Roomse kamille, lavendel, Bergamot, Scharlei, wierook, Geranium, Neroli, roos, Grapefruit, jasmijn, Benzoin, Patchouli, Vetiver

Hoofdstuk 6-Etherische olie recepten

Etherische olie recepten voor de gezondheid

Verkoudheid-griep

8-10 druppels Pine

8-10 druppels Eucalyptus

Voeg toe aan het bad te profiteren door inademing. Regelmatig inhaleren. Kussen naast je neus zetten. Dit zal opent de sinussen en helpt ook het wegwerken van congestie in het hoofd. Eucalyptus is ook handelingen als een natuurlijke antisepticum.

Voetschimmel

2 druppels Lavendel

3 druppels Tea Tree

4-6 druppels massageolie

Mix op je handpalmen en van toepassing tussen de tenen en voeten.

Mix Herhaal deze procedure minstens twee keer per dag.

Bloeddruk Relaxant

25-30 druppels scharlei

7-9 druppels citroen

8-9 druppels Sweet Marjolein

9-10 druppels Ylang Ylang

Voeg dat de druppels in een fles en vul met massageolie van keuze.

Toepassing op de huid worden geabsorbeerd.

PMS bad

Warm bad stormloop vervolgens het volgende toevoegen aan de kuip:

5 druppels scharlei

5 druppels Ylang Ylang

4 druppels Geranium

Roer de olie in een bad dan voer en relax voor 25-30 minuten.

Constipatie

8-10 druppels citroen

10-15 druppels Rozemarijn

5-7 druppels Pepermunt

De oliën in 3 tbsp. massageolie verdunnen.

Massage op de onderbuik ten minste tweemaal per dag.

Oorontsteking

Voeg het volgende toe 2 tsp. Massage olie

2 druppels Tijm

4 druppels Tea Tree

3 druppels Lavendel

Massage van het gebied rond het oor en het jukbeen.

Hoofdpijn mix

5 druppels Pepermunt

20-24 druppels Sweet Marjolein

20-24 druppels Lavendel

Voeg de druppels in amber fles dan vullen met massageolie van keuze.

Toepassing op voorhoofd en nek

Etherische olie recepten voor Wellness

Oranje Julius Smoothie

1 grote sappige oranje, rijp

1 theelepel oranje schil

1 tbsp. gemalen kokos

1 kop kokosmelk

1 stuk van vanille boon

1tbsp. hennepzaden

2 druppels Citrus Fresh etherische olie

Meng samen alle ingrediënten behalve de Citrus Fresh EO tot glad.

Voeg de Citrus Fresh EO en langzaam mengen gedurende 30 seconden.

Probiotische Orange Crush drankje

2 druppels tangerine etherische olie

Fles originele smaak Kombucha

Ijs

Voeg alle ingrediënten in een glas en geniet van

Coconut Pineapple Mojito

1½ cups kokosnoot water

¾ kopje organische ananassap

5 druppels Lime EO

15 verse muntblaadjes

4 oz. rum

½ kopje ijsblokjes

1tsp. honing (optioneel)

Crush muntblaadjes en verdelen in 2 glazen.

Voeg ijsblokjes toe glazen.

Kalk EO, ananassap, kokosnoot water, honing en rum in een cocktail toevoegen.

Fruitsalade met oranje etherische olie

1-pint bosbessen

1 pond aardbeien, gehalveerd

4 middelgrote perziken, gesneden

3 kiwi, gesneden

2 tbsp. Rauwe honing

4 druppels Young Living oranje EO

Roer sinaasappelolie en honing in een kom en plaats opzij zodat oranje smaak infusie

Zet alle vruchten in een kom en motregen honing mengsel en roer tot de groenten gelijkmatig wordt gedekt.

Serveren en genieten van

Koriander limoen rijst

1 kop rijst, bereid

2 kopjes maïs

Cheddarkaas, versnipperd

1 bosje koriander, gehakt of gehakt

SAP van 1 limoen

1 kan groene chiles, in blokjes gesneden

1 kan zwarte bonen, uitgelekt en gespoeld

2 teentjes knoflook

2 eetlepels olie van eerste persing, verdeeld

1 blikje tomaten, in blokjes gesneden

1 ui, fijn gesneden

Yoghurt of zure room

Voeg ui en gebakken tot tederheid in een koekepan, warmte 1 tbsp. olijfolie gedurende 1 minuut. Voeg knoflook en koken voor 2 minuten.

Combineer 1 meer eetlepel olijfolie, koriander, ui mengsel en EO limoen. Voeg rijst dan gooien tot vacht. Voor het gebruik van rijst als bijgerecht, moet u hier stoppen.

Om het een maaltijd maken, gaat u verder zoals hieronder.

Meng groene chiles, maïs, in blokjes gesneden tomaten en zwarte bonen in een aparte kom.

Op een bord, plaats een lepel rijst naast een lepel van het mengsel van bonen en vervolgens top met cheddarkaas, klodder yoghurt en koriander.

Hummus Dip

1 tbsp. van knoflook, gehakt

¼ kopje water

3 tbsps. olijfolie

1 blikje bonen, geschild

6-9 druppels van Young Living citroen EO

Zout en peper

Bonen uitlekken en opzij van de reserve.

Meng alle ingrediënten in een blender.

Meng tot glad.

Strooi olijfolie en serveer met de toppings van keuze

Etherische olie recepten voor kinderen

Immuunsysteem stimuleren voor kinderen

1 druppel wierook

2 druppels Oregano

3 druppels Melaleuca

3 druppels beschermende mix

Vervoerder olie (amandel, jojoba, etc.)

Vegen op de onderkant van de voeten voordat je naar bed.

Kinderen Focus Blend {zeer geschikt voor school en huiswerk}

3 druppels wilde oranje

3 druppels Pepermunt

Vervoerder olie (amandel, jojoba, etc.)

Meng de ingrediënten en toepassen op uw lichaam.

Anti-Critter Roll op

2 druppels Pepermunt

2 druppels Pepermunt

2 druppels Rozemarijn

2 druppels Eucalyptus

2 druppels Melaleuca

Vervoerder olie

Meng de ingrediënten in een fles en rollen op de hals en achter de oren van uw kind. U kunt ook wrijf het op de haar.

Etherische olie recepten voor ouderen

Immuniteit stimuleren

2 druppels Pepermunt

2 druppels Oregano

1 druppel Melaleuca

3 druppels kruidnagel

3 druppels citroen

Vervoerder olie

Meng de ingrediënten samen en toe te passen op de polsen en de onderkant van de voeten te stimuleren van immuniteit.

Extra immuun Boost

2 druppels wierook

5 druppels Melaleuca

3 druppels Oregano

Vervoerder olie (kokosolie, jojoba)

Meng de ingrediënten samen en toe te passen op de polsen en de onderkant van de voeten te stimuleren van immuniteit.

Reliever zorgen

5 druppels Lavendel

8 druppels Pepermunt

5 druppels Roman Chamomile

3 druppels wierook

Vervoerder olie (amandel, jojoba)

Meng de ingrediënten samen en voorhoofd, tempels en nek van de hals te passen.

Hoofdstuk 7-Waarom essentiële oliën genezen in vergelijking met Drugs

Natuurlijke therapie is, na de medische behandeling, de meest gebruikte healing methode. Maar het heeft heel langzaam effect en is een beetje moeilijk te gebruiken. Met vraag naar eenvoudiger en effectiever methode ontpopt aromatherapie als een alternatief dat niet alleen helpt fysieke kwalen te genezen, maar ook op geest en ziel ook werkt. Het geldt verschillende soorten oliën, die bekend staan als essentiële oliën.

Geneesmiddelen op recept zijn intrinsieke gevaren. Ondanks zorgvuldige voorschrift door de arts en de zelfgenoegzaamheid van de patiënt in volgende bestellingen gegeven door de arts, optreden schade en de sterfgevallen nog steeds. Volgens ons Centers for Disease Control, elk jaar meer dan 100.000 mensen in Amerika sterven, niet aan de schendingen van de drug, over-the-counter drugs, illegale drugs of drugs overdoses, maar van voorgeschreven, genomen recepten. Elke tien dagen sterven meer mensen aan voorschriften door artsen dan die gedood in de 9/11 aanval.

Niet giftig natuurlijke stoffen elimineert het lichaam gemakkelijk wanneer ze niet meer nuttig zijn voor het lichaam. Het lichaam is echter niet kundig voor synthetische stoffen metaboliseren wanneer het ze ontvangt. Ze belanden in het lichaam blijft jarenlang of zelfs voor een leven dat is gevaarlijk en schadelijk, want het verstoort de werking van andere lichaam. Dit verklaart waarom sporen van voorschriftdrugs genomen decennia geleden in de kindertijd kunnen worden gevonden in je lichaam.

Integendeel, metaboliseert het lichaam gemakkelijk natuurlijke moleculen zoals die gevonden in EOs. In feite is het lichaam gemaakt om te werken op hen. Eenmaal in het lichaam, zich EO moleculen zich bezighoudt met therapeutische doeleinden, vervolgens overgaat tot de lever en de nieren en wordt vervolgens geëlimineerd uit het lichaam.

Essentiële oliën ten opzichte van Drugs

Etherische oliën en drugs werken op verschillende manieren. Terwijl drugs lang het lichaam, ontgiften essentiële oliën het. EOs schone receptor sites terwijl geneesmiddelen werken te verwarren en verstoppen receptor-websites.

Het immuunsysteem is depressief door drugs, terwijl het wordt versterkt door EOs. Antibiotica lukraak vernietigt bacteriën, zowel de goede als de slechte bacteriën. EOs integendeel laat de goede bacteriën in het lichaam terwijl het doden van de slechte.

Drugs zijn eendimensionale zin die ze zijn geprogrammeerd om te doen van bepaalde acties in het lichaam zonder te overwegen of het lichaam of niet ten goede zal komen. EOs zijn echter multidimensionale wat betekent dat ze kreeg homeostatische intelligentie die hen toelaat om te herstellen een staat van gezondheid balans aan het lichaam.

De onderstaande tabel ziet u een overzicht van de vergelijking van drugs en Eos

Farmaceutische industrie	Essentiële oliën
Eigenschappen Onnatuurlijke, genetisch gemanipuleerde Paar bekende werkzame bestanddelen (1 of 2) Alle batches lijken Door de mens veroorzaakte, kunnen worden geoctrooieerd	Eigenschappen Natuurlijke, biologisch gekweekt of wild vervaardigd Honderden ingrediënten, niet allemaal weten Geen partij is hetzelfde als alle andere God gemaakt, niet octrooieerbaar.
Effecten en gevolgen Geen antivirale Belemmert de natuurlijke functie Vele schadelijke interactie Verstoort cellulaire communicatie Verwart en garbles cellulaire geheugen (DNA) Blokken receptor sites Drukt immuunsysteem	Effecten en gevolgen Antiviral Herstelt de natuurlijke functie Geen schadelijke interactie Verbetert de cellulaire communicatie Verbetert en herstelt correcte cellulaire geheugen (DNA) Reinigt receptor-websites Bouwt immuunsysteem

Emotioneel unbalancing Schadelijke bijwerkingen Leidt naar chronische ziekte en afhankelijkheid	Emotioneel evenwicht Positieve bijwerkingen Leidt naar de wellness- en onafhankelijkheid
Paradigma / filosofie Wordt ervan uitgegaan dat natuurlijke staat, gevoelig en kwetsbaar voor ziekte Wordt ervan uitgegaan dat lichaam en geest nodig externe bijstand aan Helen Versnipperd, scheiden traktaties lichaamsdelen, emoties en gedachten Het verdringen van natuurlijke verdediging en aanval van de ziekte zelf Traktaties extern niveau van bruto symptomen Seculiere, historische wortels in materialisme ingegeven door geld	Paradigma / filosofie Wellness wordt verondersteld als een natuurlijke staat, onkwetsbaar voor ziekte Wordt ervan uitgegaan dat lichaam en geest kunnen zijn voor self-healing Holistisch, geïntegreerd geest, lichaam en ziel als een eenheid Bouwen van natuurlijke verdedigingen en laat lichaam omgaan met ziekte Behandelt intern op niveau van cellulaire intelligentie Theïstische, historische wortels in religie toen genezers priesters waren

Hoofdstuk 8 - essentiële oliën voor huisdieren

Veilige essentiële oliën te gebruiken op huisdieren

Essentiële oliën voor huisdieren is het alle-natuurlijke gezonde aanpak ter verbetering van de levenskwaliteit van uw hond met behulp van aromatherapie. Hoe kan ik er zeker aromatherapie werken? Bak enkele zelfgemaakte koekjes en zien als het zet je in een beter humeur! Nu veronderstel u en uw hond kon ruiken. Essentiële oliën voor huisdieren neemt de etherische oliën uit planten die de 100% olie die een plant natuurlijk produceert en gebruikt in verschillende manieren om te verbeteren natuurlijk het emotionele of fysieke welzijn van uw geliefde hond is. Er zijn verschillende oliën die worden gebruikt voor verschillende doeleinden op uw huisdier.

Etherische oliën en hun doel:

Eucalyptusolie helpt bij het rustgevende respiratoire aandoeningen.

Wierook helpt bij het stimuleren van het immuunsysteem en het helpt bij tumoren en wratten.

Lavendel is nuttig voor de behandeling van snij- en brandwonden. Inademen van lavendel kan helpen kalmeren een overactieve pup.

Oregano is een sterke antibacteriële olie dat effectief is wanneer het wordt ingeademd.

Citroenolie kan worden gebruikt als alternatief voor citronella olie. Het fungeert als een Insektenwerend.

Naioli wordt gebruikt als alternatief voor tea tree olie. De actuele toepassing helpt bij huidallergieën en helpt bij de genezing van oorinfecties.

Rosemary wordt gebruikt voor artritis, in het afweren van vlooien en luizen. Het wordt ook gebruikt in de irritatie van de huid.

Pepermuntolie kan worden gebruikt om een trage luie hond actiever maken en gewicht verliezen.

Dit zijn slechts enkele van de essentiële oliën die kunnen worden gebruikt in verschillende mengsels ter verbetering van de kwaliteit van de gezondheid van uw huisdier op een natuurlijke manier. Is altijd aan te raden om een gedetailleerde handleiding over het gebruik en de olie te mengen, zodat u niet schadelijk zijn voor uw hond op geen enkele manier.

Belangrijke Tips om te overwegen wanneer het kopen etherische oliën voor huisdieren

Essentiële oliën zijn grote giften voor de gezondheid van mens en dier. Gewonnen uit kruiden en planten met behulp van verschillende methoden, hebben essentiële oliën sinds rond ons historische tijden. Verschillende soorten EOs worden gebruikt voor de behandeling van een verscheidenheid van symptomen bij de mens. Essentiële oliën vormen een integraal onderdeel van aromatherapie en zijn begiftigd met geweldige helende eigenschappen. Er zijn een paar dingen die je weten moet over het gebruik van essentiële oliën de juiste manier en dit artikel zal u terecht in dit opzicht helpen.

De meeste van de essentiële oliën zijn zeer krachtig en nooit op het dier zonder verdunning volgens de voorgeschreven maatregelen moeten worden toegepast. Oliën ook genoemd als vervoerder olie gebruikt ervan voor het verdunnen van essentiële oliën. Enkele van deze maatschappijen omvatten boters, wassen, alcoholen of andere verdunning maatregelen. Omdat ze daadwerkelijk beschikbaar zijn in hoge concentratie zijn, zou kunnen je eindigen schadelijk uw huid door toe te passen in hun pure vorm zonder verdunning.

Het belangrijkste ding om op te merken over essentiële oliën is dit. Houd hen niet binnen het bereik van kinderen. Ook nooit laten de oliën contact van huisdier ogen komen. EOs worden niet aanbevolen voor intern gebruik. Meer nog, u moet nooit consumeren etherische oliën zoals wintergreen en eucalyptus. Hoewel sommige van deze essentiële oliën worden gebruikt in verdunning in producten zoals tandpasta, is het waargenomen dat er is geen behoefte om ze te gebruiken op deze manier. In feite, zijn sommige giftige essentiële oliën niet te nemen zelfs door contact met de huid. U vindt echter geen dergelijke essentiële oliën in de winkels verkocht. Het is zeldzaam om hen te krijgen. De positieve voordelen die essentiële oliën voor de mens bevatten kunnen zijn iets dat niet onderschat mag worden. Wanneer gebruikt met discretie onder deskundig advies, kan essentiële oliën brengen over wellness en een verbazingwekkende mate genezen.

Het gebruik van essentiële oliën op huisdieren

Mensen houden van dieren omdat ze een teken van onvoorwaardelijke liefde, onschuld en geluk aan hun eigenaars. Onze dierlijke vrienden hou van een deel van ons leven en wij graag hebben ze bij ons.

Maar soms een dier komt in ons leven, dat is een beetje "out there!"

De vrees dat onze dierlijke vrienden hebben klinkt misschien wacky aan ons. Echter, maar deze angst volledig gerechtvaardigd zijn in het achterhoofd van uw huisdier.

Essentiële oliën toe te passen op onze huisdieren kan helpen verminderen hun angsten

Vrede & Calming, lavendel en Roomse Kamille EOs te kalmeren uw huisdier:

Deze drie EOs kan worden gebruikt om te helpen verlichten van de nood van uw huisdier. U kunt ze gebruiken voor situaties zoals; een bezoek aan het kantoor van de dierenarts, trauma, verdriet en depressie, misbruik, scheiding kwesties, hyperactiviteit en elke andere situatie die leiden stress voor uw dier tot kan.

Vanwege hun gevoeligheid voor essentiële oliën is het goed om te onthouden dat wanneer het gaat om dieren, weinig meer dan genoeg is bij de toepassing van de Eos.

Essentiële oliën moet worden verdund met een vervoerder olie, zoals amandel-olie en olijfolie. De verhouding van verdunning is 1:1 (etherische olie: vervoerder olie) voor paarden en honden. Verdunningsverhouding voor katten is 1:10 (etherische olie: vervoerder olie).

Neem voorzichtigheid bij het gebruik van essentiële oliën met katten. Katten zijn zeer gevoelig voor EOs en sommige essentiële oliën zijn potentieel gevaarlijk voor hen. Deze oliën zijn tijm en oregano, die rijk aan fenolen zijn. Katten kunnen niet effectief fenolen verteren. Dit is wegens hun gebrek aan de juiste enzymen om te verteren fenolen. Vermijd vrede & Calming met uw katachtige vrienden, zoals het bevat kleine hoeveelheden fenolen en ook citrus oliën, die katten niet leuk. Sommige van de essentiële oliën die veilig zijn te gebruiken op katten omvatten Romeinse kamille en lavendel etherische oliën zijn zeer veilig voor gebruik op katten.

Essentiële oliën aan uw dier toe te passen:

Om te kalmeren honden:

Meng een druppel Roman Chamomile, lavendel of kalmerende EO met een daling van de vervoerder olie. Wrijf het over het hele lichaam van de hond. Toepassing wanneer u zin dat uw hond wordt benadrukt.

Om kalm paard:

Meng 1 druppel van lavendel of Romeinse kamille met één druppel van biologische olijfolie. Wrijf dit op de uiteinden van het oor, snuit of cornet bands van uw paard. Toepassing wanneer het paard bedroefd is.

Om te kalmeren kat:

Meng 1 druppel Romeinse kamille, vrede & kalmerend of lavendel etherische olie met 10 druppels van biologische olijfolie. Wrijf op oorkussens tips van de kat en het hele lichaam. Toepassing wanneer de kat in nood is.

Conclusie

Sinds de oudheid, zijn smaken en geuren een deel van het leven in sommige of de andere manier geweest. Op smaak gebrachte materialen en parfums worden gebruikt in het dagelijks leven geweest en zij een sleutelrol spelen in het dagelijks leven. Bijna alles van persoonlijke verzorging, cosmetica of zoetwaren producten bezitten een soort van smaak of parfum. Deze zijn natuurlijk afgeleid van vele bronnen van de dier- en plantensoorten.

Essentiële oliën kan worden gevonden in de subcuticular ruimten van granulaire cellen in planten. Afhankelijk van de Fysiologie en de morfologie van de plant, kunnen deze klieren worden gevestigd overal. Deze klieren kunnen worden gevonden op de stengels, bloemen, schors, hout, wortels en bladeren. Het bezwijken van deze klieren door op te drukken, wrijven of verwarming resulteert in de winning van etherische olie. Een etherische olie bestaat uit vluchtige, aromatische verbindingen die hydrofobe in de natuur zijn.

Essentiële oliën kunnen worden geproduceerd door expressie, distillatie of door extractie door elk oplosmiddel. Deze worden gebruikt in de aromatherapie, parfumerie, wierook, cosmetica, medicijnen, drankjes en smaakstof producten. Dit zijn heel waardevolle grondstoffen vaak gebruik gemaakt van in de voedsel- en geur industrieën. Essentiële oliën is bekend dat er tal van voordelen. Deze helpen bij de behandeling van verschillende aandoeningen en ook een belangrijke rol in de Verwennerij jezelf.

De geur van deze olie kalmeert de geest kalmeert het lichaam en daarom integraal deel uit van aromatherapie sessies. Eucalyptusolie zijn pepermuntolie bekend en bevorderen van ademhaling kwalen en ook antimicrobiële werking. Tal van plantenextracten worden gebruikt in de aromatherapie. Deze worden veel gebruikt in moderne producten. Zij zijn gewonnen en gebruikt in wierook, cosmetica, parfums en geur baden producten. Het helende vermogen van deze oliën heeft hen heel populair gemaakt in de wereld. Het verlicht stress en helpt ook in opbeurende humeur. Ze staan bekend om hun antiseptische en antibacteriële eigenschappen. Is er een enorme toename van het gebruik van etherische oliën in de afgelopen jaren. Aromatherapie is ook door velen beschouwd als een alternatieve geneeskunde.

Nogmaals bedankt voor het downloaden van dit boek.

Weergave boeken uit

ARNOLD YATES

1-Bodybuilding: Hoe gemakkelijk bouwen spieren en massa permanent houden: 10 X uw resultaten en bouwen de Physique dat u wilt.

2-Gymnastiek: Complete gids voor lichaamsgewicht oefening, bouw je droom lichaam in 30 minuten

3-Atkins dieet - afvallen en voel me geweldig met tips en recepten

4-High blood pressure solutions: 40- super foods that will naturally lower your blood pressure

Gewoon om te zeggen ""Thank You" voor het kopen van dit boek.

Ik wil u "6 beginselen 6 pack abs".

Ter waarde van $19.99.

JOUWE VOOR GRATIS

KLIK HIER

www.ingramcontent.com/pod-product-compliance
Lightning Source LLC
Chambersburg PA
CBHW071301280526
45788CB00004B/1803